Christel Pfeifer, Annette Kerckhoff
Zahnfleischentzündung

Was tun bei ...

Zahnfleischentzündung

Störungen im Mundraum naturheilkundlich behandeln

Christel Pfeifer,
Annette Kerckhoff

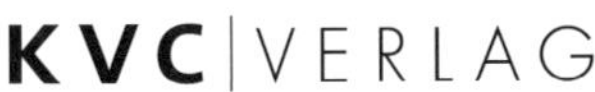

KVC Verlag | Natur und Medizin e. V.
Am Deimelsberg 36, 45276 Essen
Tel.: (0201) 56305 70, Fax: (0201) 56305 60
www.kvc-verlag.de

Pfeifer, Christel; Kerckhoff, Annette
Zahnfleischentzündung – Störungen im Mundraum
naturheilkundlich behandeln

Wichtiger Hinweis: Jede Dosierung oder Applikation erfolgt auf eigene Gefahr des Benutzers. Geschützte Warennamen (Warenzeichen) werden nicht besonders kenntlich gemacht.

ISBN 978-3-96562-076-6

Umschlaggestaltung: eye-d Designbüro, Essen
Druck: Union Betriebs-GmbH Rheinbach

Inhalt

Die Grundlagen der Therapie 33

Die ganzheitliche Behandlung 53

Einleitung

Nicht wenige Menschen sind von wiederkehrenden Zahnfleischentzündungen betroffen. Solche Entzündungen sind lästig bis schmerzhaft, können aber vor allem in eine manifeste Parodontitis und damit in einen chronischen Zustand übergehen.

Betrachtet man Erkrankungen im Mundraum aus ganzheitlicher Sicht, sollte man einen Blick auf andere Teile des Körpers werfen: Liegt vielleicht – wie dies häufig der Fall ist – eine Störung im Verdauungssystem vor, eine Immunschwäche, ein Mangel an Mineralstoffen und Spurenelementen oder ein anhaltender Stresszustand? Die Hausärztin/ der Hausarzt sind also auch im Fall von Zahnfleischerkrankungen wichtige Ansprechpartner, denn eine Erkrankung der Mundhöhle ist meistens kein isoliertes Problem, sondern ein Geschehen, das den gesamten Körper betrifft.

In unserem Ratgeber möchten wir Sie dafür sensibilisieren, den Mundraum als Teil des Gesamtorganismus zu betrachten, als Beginn des Verdauungstraktes und auch als den Ort, bei dem die Besiedlung mit dem sogenannten Mikrobiom

wichtige Weichen für die Gesundheit von Zahnfleisch, Zähnen und Zahnhalteapparat stellt.
Wir stellen eine Reihe von Selbsthilfemöglichkeiten für Patientinnen und Patienten vor, die die unbedingt erforderliche sorgfältige Zahnhygiene wirkungsvoll ergänzen: Hausmittel wie das Ölkauen oder auch, sich täglich die Zunge zu putzen und Zungenbelag zu entfernen, dienen dem Zweck, den empfindlichen Bereich der Mundhöhle zusätzlich zu reinigen und Infektionen vorzubeugen. Mit pflanzlichen Wirkstoffen, ätherischen Ölen und homöopathischen Arzneien kann eine wirksame Begleitbehandlung gelingen.

Achtung! Wir möchten Sie an dieser Stelle besonders darauf hinweisen, dass jede Selbstbehandlung mit der Zahnärztin/ dem Zahnarzt abgesprochen werden sollte.

Der Mundraum und die Zähne – Aufbau und Funktion

Werfen wir zunächst einen Blick auf den Aufbau und die Funktion des Mundraums. Mit einem grundsätzlichen Verständnis dieser Strukturen sind die Krankheitsbilder „Mundschleimhautentzündung“ und „Zahnfleischentzündung“ und die vorgestellten Selbsthilfemaßnahmen besser nachvollziehbar.

Der Mundraum besteht aus Lippen, Zähnen, Zunge, Speicheldrüsen, Gaumen, Wangen und Rachen. Der Verdauungstrakt beginnt hier – und zieht sich dann durch den gesamten Körper bis zum Darmausgang.

Im Mundraum findet der erste Kontakt mit dem „Außen“ statt, mit der Nahrung, aber auch mit möglichen Bedrohungen, z. B. Krankheitskeimen. So kommt dem Mundraum eine besondere Aufgabe zu: der Prüfung und möglicherweise Elimination von schädlichen Substanzen. Entsprechend sind hier auch Organe wie die Gaumen- und Rachenmandeln angesiedelt, deren Aufgabe die Abwehr von eindringenden Erregern ist. Die Immunabwehr im Mund-Rachenbereich ist in ständiger „Alarmbereitschaft“.

Der Mundraum ist außerdem an der Atmung und der Sprache beteiligt.

Der Mundraum aus ganzheitlicher Sicht

Aus dem Zustand des Mundraums können mit etwas Erfahrung Rückschlüsse auf die Gesamtverfassung gezogen werden.

- Die Lippen sind von zahlreichen Blutgefäßen durchzogen. Blasse Lippen weisen daher auf eine mangelnde Durchblutung hin, blaue Lippen auf einen Blutstau (z. B. bei Herzschwäche).
- Ein Belag auf der Zunge weist auf Verdauungsstörungen hin.
- Im Sinne einer ganzheitlichen Diagnostik lassen sich durch den Zustand der Mundhöhle, der Zähne und des Zahnfleisches auch Rückschlüsse auf einen Mangel an Vitaminen, Mineralien oder Spurenelementen ziehen. Zahnfleischbluten kann z. B. durch einen Vitamin C-Mangel verursacht sein. Bei Vitamin B12-Mangel kommt es zu einer besonders glatten Zunge.
- Sind Störungen im Bereich der Magen-Darmflora vorhanden?

Die Mundschleimhaut und ihr Mikrobiom

Die Schleimhaut und ihre Schutzschicht

Eine deutliche Beachtung im Hinblick auf die Mundgesundheit gewinnt mittlerweile – ähnlich wie beim Darm – die Besiedelung der Mundschleimhaut. Die dünne, gut durchblutete Schleimhaut, die Rachen und Gaumen bedeckt, enthält Zellen, die Fremdstoffe aufnehmen und Giftstoffe neutralisieren. Sie ist, wie man inzwischen weiß, von besonderer Bedeutung für die Abwehr von krankmachenden Erregern.

Zu ihrem Schutz ist die Schleimhaut in der Mundhöhle, ebenso wie die anderen Schleimhäute des Verdauungstraktes, zusätzlich mit sogenannten Mikrobiotika besiedelt. Das sind Bakterien, Viren, Protozoen (Einzeller) und Pilze. Ihre Gesamtheit nennt man Mikrobiom.

Ist die Schleimhaut intakt und die Schleimhautzelle funktionsfähig und gesund, so bestimmt sie, welche und wie viele Mikrobiotika sich dort wie eine „Tapete“ anhaften. Dieser Biofilm ist eine zweite Schutzschicht der Schleimhaut gegen pathogene, also krankmachende Keime von

außen: eine effiziente Barriere gegen das Eindringen von Krankheitserregern.
Forschende, die am Human Microbiome Project[1] beteiligt waren, haben herausgefunden, dass in unserem Körper die Dichte der Besiedelung mit Mikrobiotika im Darm und in der Mundhöhle am größten ist. Durch das besonders feuchte und warme Milieu im Mundraum haben Mikroorganismen ideale Bedingungen. Zu diesen Mikroorganismen gehören „gute" wie „schlechte" Bakterien, denn auch krankmachende Keime sind in unserem Mundraum natürlich enthalten. Sie werden normalerweise von den anderen Mikrobiotika in Schach gehalten.

Die richtige Zusammensetzung des Biofilms

Voraussetzung für eine gute funktionierende Abwehrleistung ist also, dass das Mundmikro-

---

[1] Ein interdisziplinäres Forschungsprojekt zur Erforschung des menschlichen Mikrobioms (https://www.mymicrobiome.info/das-human-microbiome-project.html)

biom die richtige Zusammensetzung von schützenden und schädlichen Mikroorganismen enthält.

Das menschliche Mikrobiom ist – auch im Mundraum – individuell unterschiedlich und an den jeweiligen Organismus angepasst. Bereits bei der Geburt findet eine erste Besiedelung statt, das Stillen beeinflusst das Mundmikrobiom weiter. Im Laufe des Lebens wird es durch viele äußere Bedingungen und unseren Lebensstil (z. B. Ernährung, Umgang mit Stress, Hygiene) dynamisch verändert. Neben dem Lebensstil spielen auch hormonelle Veränderungen (z. B. in der Menopause) und Allgemeinerkrankungen eine Rolle.

Das Mundmikrobiom ist ein sehr empfindliches Ökosystem, das auch leicht durcheinandergeraten oder entgleisen kann.

Der gestörte Biofilm

Ist der gesunde Biofilm gestört bzw. geschwächt, erleichtert dies potenziell schädlichen Keimen, sich gegenüber den „gesunden" Vertretern durchzusetzen – entzündlichen Prozessen wird so Vorschub geleistet.

Wenn das Verhältnis von schädlichen und nützlichen Keimen sich ändert, kann also Krankheit entstehen. Es kommt zu Karies und Entzündungen im Mundraum, zu Zahnfleischentzündungen und bei chronischen Entzündungen zur Bildung von Zahntaschen, die dann nur unter großem Aufwand wieder ausheilen.

Möglicherweise sind Zahnfleischentzündungen und Parodontitis letztendlich auf eine Entgleisung des Mundmikrobioms zurückzuführen.

Ein entgleistes Mundmikrobiom hat zudem Folgen für unseren ganzen Körper: Verdauung, Verarbeitung von Nährstoffen, Entgiftung, Immunsystem, Abwehr – alle Funktionen sind davon betroffen.

Wenn ausreichend schützende Mikrobiotika vorhanden sind, die unser Abwehrsystem trainieren, und wenn die Zähne und Zahnzwischenräume regelmäßig und gründlich gereinigt werden (auch professionell durch den Zahnarzt), dann haben störende oder schädliche Mikrobiotika (Bakterien, Viren, Pilze) kaum Gelegenheit, sich durchzusetzen.

Der Speichel und seine Funktion

Speichelmenge

Der Speichel gelangt über Speicheldrüsen, die sich in der Mundschleimhaut befinden, in den Mundraum. Speichel besteht vorwiegend aus Wasser, hinzu kommen Mineralien und Eiweiße, vor allem Enzyme. Wieviel Speichel ein Mensch produziert – im Durchschnitt sind es 1–1 ½ Liter am Tag –, hängt von verschiedenen Faktoren wie z. B. Trinkmenge, Nahrungszusammensetzung oder Stressbelastung ab. Auch das Alter spielt eine Rolle: Mit zunehmendem Lebensalter reduziert sich der Speichelfluss. Medikamente können die Speichelproduktion zusätzlich hemmen. Wenn nicht genug Speichel vorhanden ist, hat dies Folgen: Die Mundschleimhaut trocknet aus, das Schlucken wird erschwert, schädliche Keime haben günstige Bedingungen. Deshalb ist es auch so wichtig, genug zu trinken!

Aufgaben des Speichels

Der Speichel hat wichtige Aufgaben im Abwehrsystem und im Verdauungsprozess. Er befeuchtet die Nahrung, löst Geschmacksstoffe, reinigt

und wirkt antibakteriell, bewahrt die Mundschleimhaut vor dem Austrocknen.
Besonders wichtig ist Speichel für die Verdauung von Kohlenhydraten (Mehl, Zucker, Nudeln, Reis, Kartoffeln etc.). Dazu produziert er z. B. das Enzym Alphaamylase, das im Mundraum beginnt, Kohlenhydrate in einfache Zuckerformen zu spalten.

Die Rolle des pH-Wertes

Alphaamylase braucht ein basisches Milieu, d. h. einen Säure-Basen- bzw. pH-Wert von 7 oder höher. Das Enzym verliert seine Wirkung, wenn der pH-Wert des Speichels zu sehr im sauren, also niedrigen Bereich ist. Dies geschieht aber durch unsere Ernährung: Weißmehl, Zucker, Kaffee, Nikotin und Alkohol führen zu einer Übersäuerung. Die Folgen sind Verdauungsstörungen und Entzündungen.
Ein saurer Speichel hat noch andere schädliche Wirkungen: Säuren verbinden sich mit (basischen) Mineralien, um sich zu neutralisieren. Ein solches Mineral ist das Kalzium in unseren Zähnen – Karies ist die Folge. Während saurer Spei-

chel also den Zahnschmelz angreift, kann ein basischer Speichel kleinere Defekte im Zahn durch die im Speichel enthaltenen Mineralien restaurieren und die von aggressiven Nahrungsmitteln angegriffenen Zähne schützen.

Testen Sie Ihren Speichel pH-Wert mit einem Teststreifen aus der Apotheke. Normalerweise liegt er zwischen 5,0 (sauer) und 8,5 (basisch), wobei ein Wert über 7,0 günstig ist.

Das Gebiss und die Zähne

Das Gebiss eines Erwachsenen umfasst 32 Zähne. Es wird in vier Quadranten aufgeteilt: oben links, oben rechts, unten links und unten rechts. Von vorn nach hinten liegen in jedem Quadranten 2 Schneide-, 1 Eck-, 2 Backenzähne (Prämolaren), 2 Mahlzähne (Molaren) und 1 Weisheitszahn. Das Kindergebiss besteht aus 20 Milchzähnen (8 Schneide-, 4 Eck- und 8 Backenzähne).

Die Anatomie der Zähne

Die äußere Schicht der Zahnkrone ist der weißliche **Zahnschmelz**, das härteste Material, das der menschliche Körper bildet. Unter dem Zahnschmelz liegt das **Zahnbein** (Dentin), das von sehr feinen Kanälchen durchzogen ist. In diese reichen die Fortsätze von Nervenzellen der **Wurzelhöhle** bzw. Markhöhle. Die Wurzelhöhle enthält das **Zahnmark** (Pulpa). Es besteht aus Bindegewebe, kleinsten Blutgefäßen und Nervenfasern, die eine Verbindung des Zahnes zum

Organismus herstellen. Gesunde Zähne reagieren auf äußere Reize, z. B. Temperaturunterschiede, und signalisieren Schmerz.

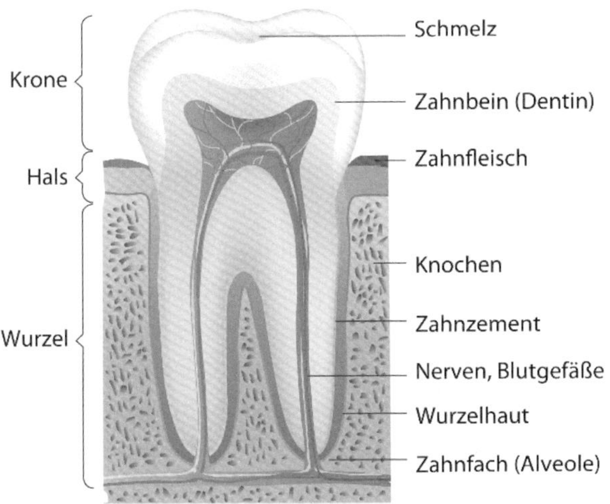

Der Zahnhalteapparat

Der Zahnhalteapparat (auch Zahnbett oder Parodont) besteht aus verschiedenen Stützgeweben, die den Zahn schützen und fest im Kiefer verankern:

- Das **Knochen- oder Zahnfach** (Alveole) ist eine Vertiefung im Kiefer, in der der Zahn sitzt.
- Die **Wurzelhaut** ist ein Bindegewebe, das zuständig für eine nachgebende Verankerung der Zähne und das Auffangen des Kaudrucks ist.
- Der **Zahnzement** ist eine knochenartige Schicht, die das Zahnbein im Wurzelbereich umgibt.
- Das **Zahnfleisch** (Gingiva) ist fest mit der knöchrigen Unterlage verwachsen. Ein klinisch gesunder Zahnfleischrand hat die Form einer Manschette. Das Zahnfleisch liegt straff um den Zahn und lässt sich nicht verschieben. Seine Farbe ist hellrosa. Die Oberfläche weist in der Regel eine leichte Tüpfelung auf.

Der Übergang vom Zahn zum Kieferknochen ist besonders anfällig für das Eindringen von Fremd- und Giftstoffen in den Organismus.

Erkrankungen im Mundraum

Entzündungen des Zahnfleisches (Gingivitis) und des Zahnhalteapparates (Parodontitis) sind häufige Erkrankungen in der Zahn-, Mund- und Kieferheilkunde.

Alle Erkrankungen im Mund-Rachenbereich sollten zunächst vom Zahnarzt abgeklärt werden. Gleichzeitig sollten Erkrankungen im Mundraum auch dem behandelnden Hausarzt mitgeteilt werden, denn häufig gibt es einen Zusammenhang zwischen Beschwerden im Mundraum und anderen Erkrankungen oder Medikamenten.

Im Folgenden stellen wir zunächst die Krankheitsbilder, ihre bekannten Ursachen samt Diagnostik sowie die konventionelle Behandlung vor. Danach geht es um die Basismaßnahmen der Behandlung: Mundhygiene und Lebensstil. Im anschließenden Teil finden Sie Anwendungen für die ganzeitliche Therapie, Hausmittel für die Selbsthilfe und unterstützende Maßnahmen aus der Naturheilkunde und der Homöopathie.

Zahnfleischentzündung (Gingivitis)

Gingiva ist der lateinische Fachbegriff für das Zahnfleisch. Die Endung „-itis“ wird in der Medizin für entzündliche Erkrankungen verwendet. Es handelt sich also bei der Gingivitis um eine (oberflächliche) Zahnfleischentzündung. Ca. 80 % der Erwachsenen leiden immer wieder darunter. In 10–15 % der Fälle geht die Gingivitis im Laufe der Zeit in eine Parodontitis, d. h. eine Entzündung des Zahnhalteapparates, über.

Symptome

Das Hauptsymptom einer Gingivitis ist Zahnfleischbluten. Zudem kommt es zu Schwellung und Rötung (evtl. mit bläulicher Verfärbung). Schmerzen und eine Berührungsempfindlichkeit sind ebenfalls bemerkbar. Schließlich leiden Menschen mit Gingivitis häufig unter Mundgeruch.

Eine Zahnfleischentzündung können Patienten anhand der genannten Symptome selbst feststellen. Die Zahnärztin/ der Zahnarzt kann im Bedarfsfall eine Messung der Tiefe der Zahnfleischtaschen veranlassen und bei wiederholten Entzündungen die Funktion der Speicheldrüsen überprüfen. Eine Befragung des Patienten zu Zahnhygiene, Vorerkrankungen, Essgewohnheiten etc. gibt Aufschluss über das weitere Vorgehen.

Ursachen

Eine wichtige Ursache für eine Gingivitis ist mangelhafte Zahnhygiene mit Zahnbelag und **Plaque**. Wenn sich Plaque am Zahnfleisch ablagert, entsteht eine lokale Entzündung. In der Folge verändert sich die sogenannte Sulkusflüssigkeit, die zwischen Zahn und Zahnfleisch für ein gesundes Milieu sorgt. Ihr Sauerstoffgehalt nimmt ab, und krankmachende Bakterien werden gefördert.

Auch **Zahnstein**, bei dem sich Kalziumsalze aus dem Speichel mit Nahrungsresten und Mikroorganismen verbinden und am Zahnfleischsaum absetzen, fördert Entzündungen. Im porösen Zahnstein können sich leicht Bakterien einnisten. Reichen die antibakteriell wirkenden Substanzen aus dem Speichel nicht aus, kommt es zur Entzündung. Virale und pilzbedingte Infektionen kommen mitunter dazu.

Mechanische Defekte im Mundraum, z. B. an Prothesen oder Füllungen, kantige Ränder von Füllungen, Inlays oder Kronen sowie zu harte Zahnbürsten und schlecht angepasste Prothesen sind weitere mögliche Ursachen für eine Gingivitis.

Unverträglichkeiten des Zahnersatzmaterials können Entzündungen im Kieferbereich hervorrufen, die chronisch werden können.

Schadstoffe im Zigarettenrauch führen zu einer unmittelbaren Reizung der Schleimhäute.

Auch **Allgemeinerkrankungen** können eine Rolle spielen: Bei hartnäckigen Zahnfleischentzündungen sollte der Hausarzt abklären, ob hormonelle Schwankungen (z. B. während der Schwangerschaft oder in den Wechseljahren), systemische Erkrankungen wie Allergien, Bluterkrankungen, Diabetes oder Lebererkrankungen vorliegen.

Schließlich treten Entzündungen im Mundraum auch als **Nebenwirkungen von Medikamenten** auf. Vor allem Hochdruckpatienten mit wiederkehrenden Entzündungen sollten ihren Kardiologen oder Hausarzt ansprechen. Vielleicht können die Beschwerden mit einem Medikamentenwechsel gelindert werden.

Konventionelle Therapie

Am besten ist es, einer Zahnfleischentzündung durch gute Zahnhygiene, regelmäßige Zahnarztbesuche und professionelle Zahnreinigung vorzubeugen. Kommt es dennoch zu einer Gingivitis, wird der Zahnarzt folgende Maßnahmen ergreifen:

- Behebung von möglichen mechanischen Defekten von Zahnersatz oder Füllungen
- Professionelle Reinigung von eventuell vorhandenen Zahnfleischtaschen
- Patientenberatung hinsichtlich der Zahn- bzw. Mundpflege
- Regelmäßige lokale Mundspülungen: Konventionell werden hier desinfizierend Spülungen mit Chlorhexidin, Hexetidin oder Cetylpyridiniumchlorid eingesetzt. Allerdings werden diese Mundspülungen nicht immer vertragen und sind auch unter Experten – zumindest für den Dauergebrauch – umstritten.

Entzündung und Abbau des Zahnhalteapparats (Parodontitis)

Gerade bei den Krankheitsbildern „chronische Zahnfleischentzündungen“ und „Erkrankungen des Zahnhalteapparates“ ist eine gute und vertrauensvolle Zusammenarbeit zwischen Zahnärztin/ Zahnarzt und Patientin/ Patient notwendig. Nach Möglichkeit sollten auch eine Spezialistin oder ein Spezialist im Bereich der Parodontologie in die Behandlung miteinbezogen werden.

Die Parodontitis ist eine häufig chronisch verlaufende Entzündung des Parodonts, wie der Zahnhalteapparat in der Fachsprache heißt. Die Krankheit beginnt üblicherweise mit einer Entzündung des Zahnfleisches, die sich später auf den gesamten Zahnhalteapparat ausweiten kann.

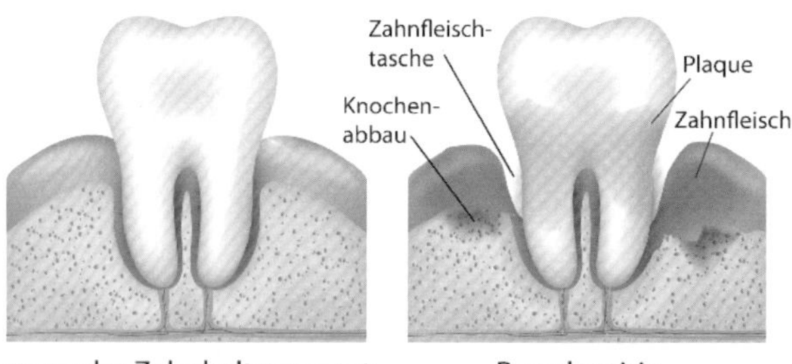

gesunder Zahnhalteapparat Parodontitis

Symptome

Zunächst gleicht die Parodontitis meistens der Gingivitis, das Zahnfleisch ist bläulich-rötlich, geschwollen und blutet. Daneben entstehen Zahnfleischtaschen, ein Spalt zwischen dem Zahn bzw. dem umgebenden Knochen und dem Zahnfleisch. In diesem Spalt können sich Ablagerungen bilden, die wiederum Entzündungen begünstigen. Die Zahnfleischtasche ist das wichtigste Anzeichen einer Parodontitis. Es entstehen akut blutende oder eitrige Prozesse des Zahnfleischsaums, dem Bereich zwischen Zahn und Zahnfleisch. Bei fortschreitender Erkrankung kommt es zu Knochenschwund mit weiteren Beschwerden:

- Länger aussehende Zähne und Zahnwanderungen
- Zunehmende Zahnbeweglichkeit bis hin zur Zahnlockerung
- Zahnverlust

Achtung! Entzündliche Erkrankungen der Zähne und des Zahnhalteapparates können sich auf den gesamten Organismus auswirken und z. B. das Herz schädigen. Daher sollten Sie Krankheitssymptome immer ernst nehmen und zum Arzt gehen.

Ursachen

Eine Parodontitis entsteht in der Regel aus einer Zahnfleischentzündung (Gingivitis), die Ursachen stimmen also im Wesentlichen überein: mangelhafte Zahnhygiene, mechanische Defekte oder Unverträglichkeiten, Schadstoffe, systemische Erkrankungen, Medikamente. Hinzu kommen der allgemeine Gesundheitszustand oder eine schlechte Immunabwehr. Auch Stress kann eine Parodontitis begünstigen. Schließlich sollte an Zähnepressen oder -knirschen gedacht werden, da diese den Zahnhalteapparat zusätzlich belasten und zur Lockerung von Zähnen beitragen.

Wie oben schon beschrieben, ist ein verändertes Mundmikrobiom mit einer Überzahl von spezifischen, krankmachenden Mikroorganismen einer der wichtigsten Wegbereiter für eine Parodontitis. In den Zahnfleischtaschen finden krankmachende (pathogene) Organismen optimale Bedingungen. Sie vermehren sich um das bis zu 1000-Fache, und das mikrobiologische Gleichgewicht entgleist. Nun entsteht eine Art Teufelskreis, der nur schwer zu durchbrechen ist.

Diagnostik

Bei der Diagnosestellung sehen sich die Zahnärztin bzw. der Zahnarzt den gesamten Zahnhalteapparat an. Am wichtigsten ist die Messung der Taschentiefe und die Beurteilung des Zahnfleisches mithilfe des **Parodontalen Screening-Index (PSI)**: Mit einer sogenannten Parodontalsonde werden mit Ausnahme der Weisheitszähne alle Zähne einzeln untersucht. An vier bis sechs Stellen des Zahnes wird die Sonde in die Zahnfleischtasche eingeführt und die Taschentiefe, die Blutungsneigung, der Entzündungsgrad des Zahnfleisches und die Rauheit der Zahnoberfläche festgestellt.

Mithilfe von **Röntgenaufnahmen** werden Art, Ausmaß und Intensität des Knochenabbaus beurteilt. Eine außerhalb des Mundes durchgeführte zahnärztliche Panoramaröntgenaufnahme stellt Zähne, Kiefer und angrenzende Gebiete dar. Bei dieser Methode ist die Strahlenbelastung relativ gering, aber Details können damit nur ungenau dargestellt werden. Beim Röntgenstatus werden Ober- und Unterkiefer auf mehreren kleinen Röntgenfilmen im Mundraum

aufgenommen. Das Verfahren ist vergleichsweise aufwendig und belastender, aber sehr detailgetreu.
Außerdem gehören zur Diagnostik einer Parodontitis die eingehende Patientenbefragung, verschiedene Tests bezüglich des Putz- und Zahnfleischzustandes. Speicheltests und Abstriche zur Bestimmung der Bakterienflora im Mundraum und in den Zahnfleischtaschen sind leider noch viel zu selten. Für eine ganzheitliche Diagnostik sind sie aber unabkömmlich.

Konventionelle Therapie

Gründliche Zahnpflege bzw. Mundhygiene ist in jedem Fall essenziell! Reinigen Sie bereits erkrankte Areale besonders sorgfältig. Gehen Sie außerdem regelmäßig zur Vorbeugung und nach einer Parodontaltherapie regelmäßig zur Nachkontrolle.

Ziel der Therapie einer Parodontitis ist die Beseitigung aller Entzündungen und die Wiederherstellung möglichst gesunder Verhältnisse im Mundraum. Zur Vor- bzw. Nachbehandlung können neben der Information und Motivation des Patienten folgende Maßnahmen gehören:

- Schmerztherapie
- Zahnsteinentfernung, Zahnreinigung und -politur
- Ernährungsberatung
- Örtliche medikamentöse Behandlungen
- Sorgfältige Reinigung von Zahnfleisch- und Knochentaschen
- Beseitigung von Aufbissproblemen, z. B. durch Abschleifen von Zähnen
- Neue Füllungen, Reparatur oder Austausch von alten Füllungen
- Extraktion nicht mehr zu rettender Zähne

Die eigentliche Therapie wird in konservative („bewahrende“, nichtchirurgische) und chirurgische Maßnahmen unterschieden: Bei leichteren Formen der Erkrankung ist zunächst die konservative Therapie zu empfehlen, eine sogenannte „geschlossene Kürettage“ zur Verringerung der Taschentiefe. Sie kann wiederholt angezeigt sein. Mit besonderen Instrumenten und unter lokaler Betäubung wird die Zahnfleischtasche gesäubert und die unter dem Zahnfleisch liegende Zahnoberfläche geglättet.

Bei chronischen Formen der Erkrankung, besonders tiefen Taschen oder ungünstiger Taschenlage ergreift der Zahnarzt chirurgische Maßnahmen oder überweist zu einem Experten für Parodontologie. Bei der „offenen Kürettage" wird das Zahnfleisch mit Hilfe eines Skalpells unter Sicht abgeklappt und gesäubert. Durch die Maßnahme werden die Zähne scheinbar länger, die Zahnhälse können kurzzeitig empfindlicher sein.

Nach einer Operation im Mundbereich sollten Sie folgende Hinweise beachten:

- Kühlen Sie den Wundbereich.
- Wegen einer Nachblutungsgefahr sollten Sie sich eine Weile nicht nach vorn bücken und in den ersten Tagen mit etwas hochgelagertem Kopf schlafen.
- Essen Sie erst, wenn die Betäubung restlos abgebaut ist und kein Taubheitsgefühl mehr besteht.
- Sprechen Sie in den ersten Tagen nach der Behandlung möglichst wenig.

Nur in schweren Fällen wird die örtliche Anwendung von Antibiotika, entzündungshemmenden oder betäubenden Arzneimitteln empfohlen.

Eine systemische Antibiotikatherapie wird nach der aktuellen Leitlinie (Behandlungsempfehlung für Ärzte) auch bei einer chronischen Parodontitis nicht unbedingt empfohlen.

Bitte beachten Sie, dass Parodontitis in den allermeisten Fällen gut therapierbar, aber vor allem fast immer vermeidbar ist.

Weitere Erkrankungen im Mundraum

Es gibt eine Reihe von weiteren Erkrankungen im Mundraum, die entweder mit Zahnfleischentzündungen verwechselt werden oder in enger Wechselbeziehung mit ihnen stehen.
Bei einem Verdacht auf Gingivitis oder Parodontitis sollte zunächst abgeklärt werden, ob die Zahnprothesen richtig passen. Wenn Prothesen und Kiefer nicht gut zusammenpassen, können Verletzungen und Entzündungen auftreten. Auch ein Lippenherpes sollte ausgeschlossen werden. Bevor sich die typischen Bläschen bilden, kann die Schleimhaut in der Nähe der Lippen gerötet und geschwollen sein.
Schließlich sollen hier noch drei Erkrankungen angesprochen werden, die ebenfalls eng mit Gingivitis oder Parodontitis verbunden sind: Stomatitis, Soor und Aphthen.

Stomatitis

Die Stomatitis ist eine Entzündung der Mundschleimhaut (*stoma*), die z. B. die Wangentaschen oder den Bereich unter der Zunge auskleidet.

Ursache können Bakterien, Pilze oder Viren sein. Die Stomatitis beginnt häufig mit einer Zahnfleischentzündung, die sich dann über den Mundraum ausbreitet. Daneben tritt die Stomatitis als Begleiterscheinung anderer Krankheiten auf, beispielsweise Haut-, Stoffwechsel-, Blut- oder Infektionskrankheiten und Vergiftungen. Schließlich ist sie auch als Nebenwirkung der Strahlentherapie bekannt.
Entzündungen der Mundschleimhaut können sehr schmerzhaft sein und die Nahrungsaufnahme beeinträchtigen. Symptome sind Rötung, Schwellung, Blutungen, Geschwüre, Beläge, Mundgeruch, vermehrte Speichelbildung.
Die Therapie besteht je nach Ausprägung aus Mundspülungen, Pinselungen, vorsichtigem Ablösen der Beläge und Ernährungsberatung.

Soor

Beim Soor handelt es sich um eine durch Hefepilze der Gattung *Candida albicans* ausgelöste Haut- und Schleimhauterkrankung. Dieser Pilz kommt auch auf gesunder Haut und Schleimhaut vor und kann sich bei ungünstigen Bedingungen vermehren: bei Abwehrschwäche, hormoneller Umstellung (Schwangerschaft, Wechseljahre), bei Diabetes, der Einnahme von Antibiotika oder Kortison.

Typisch für Soor sind weißliche bis gelbe Beläge, die sich wegwischen lassen, wobei die Stelle anschließend leicht bluten kann. Soor der Mundschleimhaut, Zunge oder Speiseröhre verursacht Schmerzen bei der Nahrungsaufnahme und beim Schlucken.

Die Diagnose lässt sich bei eindeutigen Fällen bereits durch die Betrachtung stellen. Oft wird ein Abstrich unter dem Mikroskop betrachtet und eine Pilzkultur angelegt.

Die Therapie richtet sich nach der Form des Befalls. Eingesetzt werden üblicherweise Medikamente, die pilzabtötend wirken („Antimykotika"). Der bekannteste Wirkstoff ist das Nystatin.

Aphthen

Bei Aphthen kommt es auf der Mundschleimhaut zu runden oder ovalen bis linsengroßen Geschwüren mit schmalem rotem Randsaum und festhaftendem weiß-gelblichem Belag. Es gibt zahlreiche Faktoren, die als Ursachen in Frage kommen können: Verletzungen der Schleimhaut (falsches Zähneputzen, Zahnarztbesuch, Zahnspange), Allergien, Stress, Unverträglichkeiten von Füllungsmaterialien und Mangelernährung. Insbesondere ein Mangel an Folsäure, Eisen und Vitamin B12 ist zu beobachten. Auch Infekte und Erkrankungen des Magen-Darmtraktes können mit Aphthen einhergehen. Zur Diagnose reicht dem Arzt meistens die Kombination aus Krankengeschichte und dem Aussehen der „Aphthen-Flecken“.

Aphthen sind schmerzhaft und heilen in der Regel nach ein bis zwei Wochen ab. Bei stärkeren Beschwerden sind sie behandlungsbedürftig. Einfache Formen werden üblicherweise mit Kamillenextrakt behandelt, schwerere Fälle mit betäubenden Mitteln, kortisonhaltigen Salben oder Tabletten.

Die Grundlagen der Therapie

Mundhygiene

Jede Behandlung von Erkrankungen im Mundraum steht und fällt mit einer guten Mundhygiene. Ohne sie sind die nachfolgenden Maßnahmen und Therapien zum Scheitern verurteilt. Daher nimmt die Beratung zur Mundhygiene auch in der S3-Leitlinie zur „Behandlung von Parodontitis Stadium I bis III“ (gültig bis November 2025) einen großen Raum ein.
In diesem Kapitel erfahren Sie zunächst Allgemeines zum Thema Zähneputzen und Mundhygiene. Im Anschluss stellen wir Maßnahmen eines Lebensstils vor, der eine gesunde Mundschleimhaut fördert. Danach geht es im Text um Hausmittel für die tägliche Pflege und gegen kleinere Probleme, in den letzten Teilen dann um die Behandlung von Beschwerden mit Pflanzen und Homöopathie.

Bitte bedenken Sie, dass jede Selbsthilfemaßnahme bzw. Eigenbehandlung mit der Zahnärztin/ dem Zahnarzt besprochen werden sollte.

Eine gute Mundhygiene ist für die Gesundheit des Mundraums und der Zähne ebenso erforderlich wie regelmäßige zahnärztliche Kontrolluntersuchungen und die Durchführung einer professionellen Zahnreinigung in der Zahnarztpraxis (jeweils zweimal pro Jahr).

Zahnbürste

Gute Zahnbürsten haben einen kurzen Kopf, Kunststoffborsten mit abgerundeten Enden und eine mittlere Borstenhärte. Elektrische wie einfache Zahnbürsten haben die gleiche Reinigungswirkung – allerdings nur bei korrekter Putztechnik. Achten Sie daher bei elektrischen Zahnbürsten genau auf die Gebrauchsanweisungen. Die auf dem Markt erhältlichen elektronischen Schallzahnbürsten sind mit 30 000 Bewegungen pro Minute zehnmal schneller als herkömmliche elektrische und hundertmal schneller als eine Handzahnbürste. Das Zahnfleisch reagiert auf den wechselnden Schalldruck. Der damit verbundenen Zellaktivierung wird eine bessere Versorgung des Zahnfleischs zugeschrieben.

Eine schlecht gepflegte Zahnbürste ist ein idealer Nährboden für Bakterienwachstum. Beachten Sie daher Folgendes:

- Spülen Sie die Zahnbürste nach dem Putzen gut aus, und entfernen Sie Reste der Zahncreme.
- Bewahren Sie die Zahnbürste offen, am besten stehend mit dem Kopf nach oben auf.
- Wechseln Sie etwa alle zwei Monate die Zahnbürste! Die Borsten verschleißen durch den Gebrauch, und ausgefranste Enden können das Zahnfleisch verletzen.

Zahncreme

Das Verwenden von Zahncreme fördert den reinigenden Effekt beim Zähneputzen, das Entfernen von Plaque. Erwachsene sind für die tägliche Pflege mit einer salzhaltigen Zahncreme gut beraten (z. B. Sole-Zahncreme von Weleda). Kinder bekommen morgens und abends Weleda Aufbaukalk 1 und 2 zur Förderung der gesunden Knochen- und Zahnbildung.

Zahncremes fallen als Pflegemittel unter die Kosmetikaverordnung. Die Angabe von Inhaltsstoffen auf der Verpackung ist daher nicht zwingend vorgeschrieben. In Bezug auf die Schädlichkeit enthaltener Wirkstoffe werden z. B. von ÖKO-TEST (2021) einige Marken-Zahncremes als problematisch eingestuft. Als besonders gesundheitsgefährdend gelten die in vielen Zahncremes verwendeten Stoffe Natriumlaurylsulfat und flüssiges Plastik. Auch PEG-Verbindungen (Polyethylenglykole), die die Haut durchlässiger für Fremdstoffe machen können, sind bedenklich. Die folgenden Zahncremes sind für die tägliche Pflege geeignet. Durch den Zusatz von Heilpflanzen trägt die tägliche Reinigung der Zähne auch zur sanften Pflege der Mundschleimhaut und zur Vorbeugung von Entzündungen bei. Probieren Sie aus, was Ihnen am besten bekommt.

- GUM® PAROEX® Zahnpasta (Vitamin E, Aloe Vera, Provitamin B5)
- Caren Zahncreme (Ringelblume, Salbei, Krauseminze)
- Propolis-Zahncreme (Propolis, Salbei-Arnika-Extrakt, Pfefferminz- und Salbeiöl)
- Salbei Zahnfleischbalsam Weleda (Salbeiblätter, Kamillenblüten, Ratanhiawurzel, Myrrhe)

Zahnputztechnik

Es wird empfohlen, bei jedem Zähneputzen auch die Zahnzwischenräume mit Zahnseide zu reinigen. Verwenden Sie möglichst ungewachste oder nur leicht gewachste Zahnseide. Lassen Sie sich die Anwendung von der Dentalhygienikerin/ dem Dentalhygieniker genau zeigen.

Mindestens zweimal am Tag die Zähne putzen, je drei Minuten lang. Wenig Zahncreme ist besser als viel. Zu viel Druck oder „Schrubben" beim Putzen schadet. Keine Zahnfläche auslassen. Besonders gerne werden die Innenseiten vernachlässigt und die hinteren Seiten der Weisheits- oder Mahlzähne.

Nach der Bass-Methode wird die Bürste im 45 Grad-Winkel angesetzt, im Oberkiefer schräg von unten, im Unterkiefer schräg von oben. Die Bürsten sollten die Zähne und das Zahnfleisch berühren. Zuerst die Innenflächen mit einer rotierenden „rüttelnden" Bewegung putzen, von hinten nach vorne. Jeweils zwei Zähne können zusammen geputzt werden, dann wird die Zahnbürste neu angesetzt. Beim Reinigen der Außenseite wieder die Bürste im 45 Grad-Winkel ansetzen. Bei der Reinigung der Frontzähne wird die Zahnbürste senkrecht angesetzt, geputzt wird mit Auf- und Abwärtsbewegungen. Als letztes werden die Kauflächen gereinigt. Zum Schluss die Zunge bürsten.

Nach der Einnahme von säurehaltigen Getränken oder Lebensmitteln (z. B. aus sauren Weingummis, Softdrinks, Obst oder Obstsaft) sollten Sie eine halbe Stunde mit dem Zähneputzen warten. Man kann die Säuren auch durch das Trinken von Mineralwasser neutralisieren.

Weitere Hilfsmittel

Zahnzwischenraumbürsten

Zahnzwischenraumbürsten (Interdentalbürsten) eignen sich insbesondere für die Reinigung größerer Zahnzwischenräume, bei gutsitzendem Zahnersatz, Implantaten oder Zahnspangen. Die Bürstengröße sollte sich nach der Größe der Zahnzwischenräume richten und vom Zahnarzt bestimmt werden. Bei falscher Putztechnik besteht die Gefahr von Zahnschäden im oberen Zahnwurzelbereich. Eine Anwendung ist zwei- bis dreimal wöchentlich zu empfehlen, bei bereits vorliegenden Schäden und Zahnfleischrückgang häufiger (Absprache mit Zahnarzt).

Zahnhölzer

Zahnhölzer („Zahnstocher") helfen bei festgebissenen Speiseresten in größeren Zahnzwischenräumen oder bei Zahn-Unebenheiten. Am besten sind Zahnhölzchen mit keilförmigem Querschnitt aus weichem Holz.

Zahnpflege-Kaugummis

Zahnpflege-Kaugummis (zuckerfrei) fördern den Speichelfluss und so einen höheren Mineralgehalt des Zahnschmelzes. Die Kaugummis unterstützen die mechanische Zahnreinigung. Sie regulieren den pH-Wert im Mundraum und schwächen nach dem Essen den Säure-Angriff von Bakterien, wenn die Zahnreinigung nicht sofort durchgeführt werden kann. Zahnpflege-Kaugummis sind kein Ersatz für die Zahnreinigung, sondern nur Zusatz bei der Zahnpflege.

Mundspülungen

Für die tägliche Pflege der Mundschleimhaut gibt es sanfte Lösungen und Sprays mit Heilpflanzen.

Aus ganzheitlicher Sicht ist eine auf das individuelle Mikrobiom abgestimmte Mundspülung sinnvoll. Dazu muss vorab ein Abstrich im Labor untersucht werden. Leider wird dies nur von wenigen Laboren angeboten. Weiter unten erfahren Sie mehr.

Reinigung der „dritten Zähne"

Auch herausnehmbarer Zahnersatz sollte mindestens zweimal täglich nach dem Essen gereinigt werden, denn auf den „Dritten" setzen sich ebenfalls Bakterien oder Speisereste fest, die Entzündungen im Zahnfleisch hervorrufen können. Beim Reinigen bestehen im Wesentlichen zwei Möglichkeiten, die in Kombination den besten Reinigungserfolg bringen.

- Mechanisch: Zahnersatz lässt sich mit einer normalen Zahnbürste oder mit speziellen Prothesenbürsten (vor-)reinigen. Verwenden Sie auf keinen Fall normale Zahncreme! Diese beschädigt aufgrund der darin enthaltenen Schmirgelstoffe die hochglanzpolierte Oberfläche des Zahnersatzes.

- Chemisch: Grundlage der chemischen Reinigung sind Sprudeltabletten oder Pulverkonzentrate. Sprudeltabletten lassen sich genauer dosieren. Chemische Mittel beseitigen Plaque und Verfärbungen nach einer Einwirkzeit von etwa 15 Minuten. Zugleich freigesetzter Sauerstoff wirkt antibakteriell. Moderne Mittel überziehen den Zahnersatz zusätzlich mit einer mikrofeinen Silikonschicht. Um einer unerwünschten Bleichung vorzubeugen, sollte das Reinigungsbad nicht länger als eine Stunde dauern.

Lebensstilmaßnahmen

Wie bei allen Erkrankungen, die zur Chronifizierung neigen, sollte auch bei (wiederkehrenden) Entzündungen im Mundraum der Lebensstil unter die Lupe genommen und angepasst werden. Eine ganzheitliche Therapie beginnt mit der Betrachtung von Wechselwirkungen im Körper, denn Erkrankungen im Mundraum sind selten isolierte Störungen. Vor allem eine Gewebeübersäuerung verdient dabei Beachtung.

Auch der Verdauungstrakt muss als Verursacher von Entzündungen im Mundraum betrachtet werden. So steht z. B. die Besiedelung der Mundflora über die Speiseröhre im Zusammenhang mit dem Verdauungstrakt. Ist der Verdauungsschlauch fehlbesiedelt, führt dies nicht nur zu Verdauungsbeschwerden wie Blähungen oder Schmerzen im Magen-Darmbereich, sondern auch zu einer Fehlbesiedelung im Mundraum.

Bei entzündlichen Erkrankungen von Zahnfleisch und Zahnbett sollte auch die Darmflora regelmäßig überprüft werden. Ist diese entgleist, bietet sich naturheilkundlich eine Darmsanierung an.

Säure-Basen-Gleichgewicht

Weiter oben war von einem idealen, leicht basischen Milieu im Mundraum die Rede. Auch der Rest unseres Körpers, seine Stoffwechselvorgänge und Funktionen profitieren von einem basischen Milieu. Unser Blut hat einen pH-Wert von 7,3–7,4, und schon leichte Schwankungen können zahlreiche Körperprozesse beeinträchtigen: die Reizweiterleitung der Nerven, die Arbeit der Hormone, die Verteilung von Nährstoffen u.v.m. Eine wichtige Ausnahme ist das Milieu im Magen, das für eine gute Verdauung sehr sauer sein muss.
Unser Körper hat Puffersysteme, durch die Ungleichgewichte im pH-Wert ausgeglichen werden können. Dabei werden überschüssige Säuren über die Lungen abgeatmet bzw. über die Haut, die Nieren oder den Darm aus dem Körper ausgeschieden. Wenn die Puffersysteme überlastet sind – z. B. durch ungünstige Ernährung, Stress, zu viele Genussmittel –, entsteht im Körper ein Säureüberschuss, die Azidose. Eine Übersäuerung des Gewebes gilt mittlerweile als wesentlicher Wegbereiter der verschiedensten chronischen Erkrankungen. Dies gilt auch für

Erkrankungen im Mundraum, insbesondere für die Parodontitis.
Eine Übersäuerung bedeutet, dass der Säure-Basen-Wert (pH) im Speichel in den sauren Bereich absinkt. Ein niedriger pH-Wert im sauren Bereich erleichtert die Besiedelung der Zahnzwischenräume mit Bakterien.

Basenreiche Ernährung

Unsere Ernährung hat einen Einfluss auf den Säure-Basenhaushalt unseres Körpers, und es gibt viele Hinweise, dass eine leichte Azidose schon durch eine basenreiche Ernährung positiv beeinflusst werden kann.
Man unterscheidet ganz grob zwischen säurebildenden und basischen Lebensmitteln. Das bedeutet, dass manche Lebensmittel bei ihrer Verstoffwechslung im Körper zu einem Säureüberschuss führen, der durch die Puffersysteme ausgeglichen werden muss. Andere Lebensmittel hingegen sorgen dafür, dass unsere Puffer immer gut gefüllt sind. Man nennt diese Lebensmittel basisch.
Basenreich sind vor allem Obst und Gemüse, alle Kräuter, die meisten Samen und Kerne (z. B.

Sonnenblumenkerne, Kürbiskerne), Haselnüsse, Keimlinge. Säurebildend sind eiweißreiche Lebensmittel, vor allem tierisches Eiweiß, aber auch Pflanzen mit einem hohen Anteil an Proteinen. Auch Getreide, Zucker und Alkohol zählen zu den säurebildenden Lebensmitteln. Daneben gibt es als „neutral" bezeichnete Lebensmittel, die man in Maßen verzehren kann.

Eine überwiegend basische Ernährung ist also reich an Vitaminen und Mineralstoffen. Die allgemeine Empfehlung lautet, maximal ein Drittel der täglichen Nahrung aus säurebildenden Lebensmitteln aufzunehmen, zwei Drittel aus basischen. Man diskutiert einen guten Effekt von basenreicher Ernährung auf viele chronische Erkrankungen, z. B. Gefäßerkrankungen oder Rheuma, und auf die Knochengesundheit.

Die kurze Übersicht auf der nächsten Seite soll ein wenig Orientierung geben. Sie basiert auf Tabellen zum PRAL-Wert von Lebensmitteln. PRAL steht für *Potential Renal Acid Load* und bezeichnet die mögliche Säurebelastung der Nieren. Je niedriger der PRAL-Wert, desto basischer ist das Lebensmittel. Petersilie hat z. B. einen (besonders günstigen negativen) PRAL-Wert von -14,0, Parmesan von 34,2.

Basische Lebensmittel

- Frische Kräuter, vor allem Petersilie
- Sprossen und Samen
- Kerne, Haselnüsse
- Aprikosen, Bananen, Grapefruit, Kiwi, Kirschen, Mango, schwarze Johannisbeeren, Weintrauben
- Spinat, Grünkohl, dunkle Blattsalate
- Blumenkohl, Brechbohnen, Fenchel, Gurken, Karotten, Kohlrabi, Rote Bete, Sellerie, Tomaten, Wirsing
- Rosinen, getrocknete Feigen
- Obst- und Gemüsesäfte, Mineralwasser

Neutrale Lebensmittel

- Molke, Buttermilch, Kefir
- Frischkäse, Sahne
- Buchweizen
- Mais
- Butter, Margarine, Pflanzenöle
- Honig, Marmelade

Säurebildende Lebensmittel

- Käse, vor allem Hartkäse
- Fleisch, Wurst
- Fisch
- Erdnüsse
- Nudeln (auch Vollkorn), Reis
- Brot (auch Vollkorn)
- Eigelb

Ausführlichere Informationen finden Sie im Internet unter dem Stichwort „PRAL-Wert".
Greifen Sie bei den basischen Lebensmitteln reichlich zu, reduzieren Sie die säurebildenden Lebensmittel weitgehend und versuchen stattdessen, auf die eher neutralen Lebensmittel zurückzugreifen.
Zum Einstieg in eine basenreiche Ernährung können Sie auch eine Woche basenfasten. Dabei verzichten Sie konsequent auf alle säurebildenden Lebensmittel und reichern Ihre basische Nahrung nur durch neutrale Lebensmittel an. Hierzu gibt es zahlreiche Bücher, auch im Internet finden Sie weitere Empfehlungen.

Bewegung, Atmung, Entspannung

Neben der Ernährung können auch Stress, wenig Bewegung und eine flache Atmung eine Übersäuerung begünstigen. Stress, d. h. dauerhafte Anspannung und die Ausschüttung von Stresshormonen, führt zu erhöhtem Herzschlag und Blutdruck, die Atemfrequenz steigt, aber die Atemtiefe nimmt ab. So können unsere Puffersysteme nicht adäquat arbeiten. Sport und Bewegung sowie eine bewusste und tiefe Atmung

tragen zum Abbau von Stress und gleichzeitig zu einem vermehrten Abbau von Säuren aus dem Körper bei.
Jogging, Walking und Fahrradfahren wirken über die vertiefte Atmung, das Schwitzen und die Anregung des Stoffwechsels besonders entsäuernd.
Grundsätzlich ist eine „sanfte" Ausdauersportart wie das Walking für alle Alters- und Leistungsgruppen geeignet. Beim Walken kann man die Kräfte dosiert einsetzen, und die Gelenke werden deutlich weniger belastet als beim Joggen. Es kommt auch seltener zur Überforderung, da Walken nicht so anstrengend ist.
Walking spricht viele Muskelgruppen an und ist daher ein aktives Muskeltraining für die Beine, das Gesäß, die Rumpfmuskulatur, die Schultern und die Arme. Es eignet sich auch sehr gut für Menschen mit Rückenproblemen und Übergewicht. Gehen Sie in einem Tempo, das Gespräche noch ermöglicht. Auch Fahrradfahren oder Spazierengehen sind gute Bewegungsarten. Man empfiehlt 3–5 Mal pro Woche mindestens 30 Minuten (moderaten) Ausdauersport.

Zur Vertiefung der Atmung und damit zur besseren Sauerstoffversorgung des ganzen Organismus können Sie regelmäßige Atemübungen in Ihren Alltag einbauen. Ganz einfach sind tiefes Ein- und Ausatmen.

Tiefe Atemzüge
Stellen Sie Ihre Füße ungefähr hüftbreit parallel auf den Boden, so dass Sie sicher stehen. Mit der Einatmung heben Sie die Arme vor dem Körper langsam nach oben, mit der Ausatmung senken Sie die Arme langsam wieder.

Mit einem Atem-Mini können Sie lernen, Ihre Aufmerksamkeit auf den Atem zu lenken und zu fokussieren. Sie atmen tief ein und aus und fördern zusätzlich die Entspannung. Das Atem-Mini kann im Stehen, Sitzen oder Liegen ausgeführt werden.

Atem-Mini
Konzentrieren Sie sich auf die Atmung. Atmen Sie mehrere Male ein und aus. Bei der Einatmung senkt sich das Zwerchfell nach unten in den Bauch- und Beckenraum, bei der Ausatmung hebt es sich Richtung Brustkorb. Einatmen vom Bauchraum hinauf in den Brustkorb, ausatmen vom Brustkorb zurück in den Bauchraum. Lassen Sie die Ein- und die Ausatmung ganz natürlich fließen.

Gehen Sie dann im Geist dazu über, mit der Atmung zu zählen. Während des Einatmens zählen Sie langsam 1, 2, 3, 4, während des Ausatmens zählen Sie langsam rückwärts 4, 3, 2, 1. Einatmung 1, 2, 3, 4, Ausatmung 4, 3, 2, 1. Versuchen Sie, den Rhythmus des Zählens an die natürlich fließende Ein- und Ausatmung anzupassen.

Die folgenden beiden Übungen fördern die Vertiefung der Ein- und der Ausatmung. Führen Sie sie mehrere Male hintereinander durch. Diese beiden Übungen sind auch gut für zwischendurch, z. B. an der roten Ampel im Auto.

Schnuppern und einatmen
Stellen Sie sich vor, Sie schnuppern an einer duftenden Blume, in mehreren kurzen Schnupperzügen. Dann wird nach einer kleinen Pause durch den Mund wieder ausgeatmet.

Ausatmen auf ffff
Zählen Sie mit der Einatmung bis vier. Machen Sie eine kurze Pause. Atmen Sie dann auf ffff mit fast geschlossenem Mund aus, solange Sie können.

Atemübungen dienen nicht nur der besseren Versorgung des Organismus mit Sauerstoff, sie

beruhigen auch den Geist und sorgen für Entspannung.
Entspannungsübungen in Kombination mit Bewegung sind z. B. Yoga oder Qigong, die Sie am besten unter Anleitung lernen und üben.

Die ganzheitliche Behandlung

Ziel einer ganzheitlichen Behandlung ist die möglichst schonende Ausheilung der Erkrankungen und die Wiederherstellung der natürlichen Verhältnisse.
Hierzu werden Maßnahmen eingesetzt, die darauf abzielen, den Körper ins Gleichgewicht zu bringen, die Selbstheilungskräfte zu stärken und die allgemeine Konstitution zu unterstützen.
Nach den im vorigen Teil vorgestellten Basismaßnahmen, die im Wesentlichen einer Anpassung des Lebensstils entsprechen, soll es hier um Behandlungsmaßnahmen gehen.

Ein gesundes Mikrobiom wiederherstellen

Eine wichtige Maßnahme zur Behandlung von Entzündungen im Mundraum ist die Wiederherstellung des Gleichgewichtes von schädigenden und nützlichen Mikroorganismen. Wie oben beschrieben, beruht auch die Parodontitis letztendlich auf einer Entgleisung des oralen Mikrobioms: Schädigende Mikroorganismen überwuchern die natürliche Mikroflora. Wie schon erwähnt, ist eine antibiotische Therapie nicht in jedem Fall angezeigt. In Studien hat sie sich nur bei schweren Fällen und bei Patienten unter 56 Jahren als vorteilhaft erwiesen.

Die in der konventionellen Medizin zusätzlich angewendeten Spülungen und Maßnahmen sind antibakteriell und symptomatisch, d. h., sie wirken nur für die akute Symptomatik, ohne per se nachhaltig zu sein. Dazu kommt, dass die darin enthaltenen Stoffe meist sehr scharf sind und die ohnehin schon empfindliche Mundschleimhaut noch weiter reizen können.

In der ganzheitlichen Behandlung der Gingivitis und der Parodontitis strebt man demgegenüber an, durch sanfte Maßnahmen langfristig wieder Gesundheit und Gleichgewicht herzustellen. Ein Hauptziel der Therapie ist die Wiederherstellung einer ausgeglichenen Mikroflora im Mundraum. Hierzu sind Probiotika und Ätherisch-Öl-Mischungen besonders empfehlenswert.

Probiotika

Die mikrobiologische Therapie, also die Behandlung mit Probiotika, ist eine gute und sinnvolle Maßnahme zur Heilung von Erkrankungen der Mundschleimhaut und des Zahnfleisches.

Bitte beachten Sie: Vor der Verabreichung von Probiotika sind mikrobiologische Testungen zur Ermittlung von Keimspektrum und -konzentration sinnvoll. Hier bieten sich z. B. die Tests micro-IDent® und micro-IDent®plus (Hain Lifescience GmbH) an. Sprechen Sie Ihren Zahnarzt/ Ihre Zahnärztin darauf an.

Je nach Ergebnis der Tests wird der Arzt/ die Ärztin eine antibiotische Therapie plus Probiotika oder auch eine alleinige Probiotikatherapie empfehlen. Für die Therapie mit Antibiotika gilt: so viel wie nötig und so wenig wie möglich. Das heißt, man versucht gezielt, die schädigenden Erreger zu reduzieren und gleichzeitig die nützliche Flora zu schützen.
Probiotika für die Mundschleimhaut gibt es auch in Form von Lutschtabletten (z. B. GUM® PerioBalance®), die dann ein breiteres Spektrum abdecken. Solche Präparate können auch in der Selbsthilfe eingesetzt werden, wenn eine genaue

Diagnostik durch den behandelnden Zahnarzt nicht möglich ist.

Ätherisch-Öl-Mischungen

Auch eine begleitende oder (im Anfangsstadium) alleinige natürliche Behandlung mit Ätherisch-Öl-Mischungen führt zu anhaltenden Erfolgen bei der Wiederherstellung eines gesunden Mundmikrobioms.

Antibakterielle Therapie

Bitte nicht vergessen: Ohne gründliche tägliche Mundhygiene und professionelle Zahnreinigung (zweimal im Jahr) kann die Mundgesundheit langfristig nicht aufrechterhalten werden.

Im Handel sind zur Entfernung von Belägen Mundwässer erhältlich, die mit Mischungen aus ätherischen Ölen arbeiten. Eine alkoholfreie Spülung mit drei ätherischen Ölen – Lemongras, Thymian und Rosmarin – ist z. B. Parodolium®. Die Öle reduzieren die schädigenden Keime in der Mundhöhle. Gleichzeitig können die Öle die Mundschleimhaut schützen und pflegen.

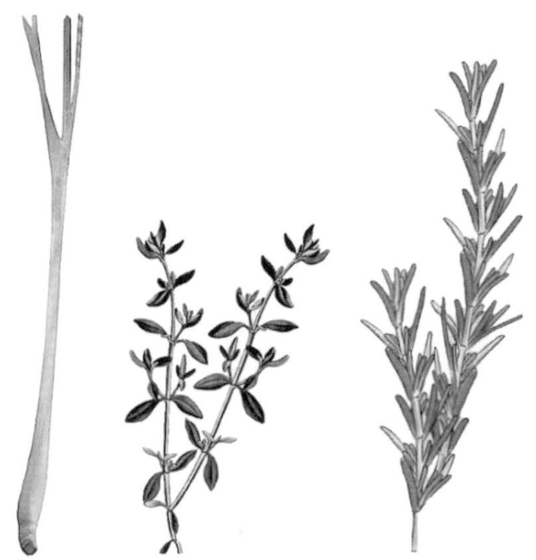

Der Hersteller gibt an, dass das Mittel von den meisten Patienten sehr gut vertragen wird und einen guten Effekt auf Mundgeruch und Mundgefühl hat. Es ist für die Daueranwendung und besonders für folgende Patienten geeignet:

- Patienten mit chronischer Parodontitis
- Pflegebedürftige und hochbetagte Patienten, die die eigenständige Mundhygiene nicht mehr durchführen können
- Diabetes-Patienten
- Raucher und chronisch kranke Menschen

Individuelle Therapie

Weiter oben wurde erwähnt, dass eine individuell auf den Patienten abgestimmte Mischung ätherischer Öle zur Behandlung der entgleisten Mundflora sinnvoll wäre. Mit einer gezielten Diagnostik (z. B. ParoControl-Diagnostik, siehe Kasten) können wichtige Parodontitis- und Karieserreger im Bereich unterhalb des Zahnfleischsaumes nachgewiesen werden. Der Test liefert zum Befund passende Mundspülungen mit Mischungen ätherischer Öle. Die Ölmischungen sind auf das Erregerspektrum des Patienten abgestimmt und werden als Begleitung zur konventionellen Therapie empfohlen. Die Ölmischungen können auch in der Nachsorge zeitlich unbegrenzt eingesetzt werden.

MVZ Institut für Mikroökologie GmbH
Auf den Lüppen 8, 35745 Herborn
Telefon: 02772/981-0
www.mikrooek.de/s/parocontrol

Unterstützende Therapie mit Heilpflanzen

Eine wichtige Säule der naturheilkundlichen Therapie ist die Phytotherapie, d. h. die Behandlung mit Heilpflanzen. Zur Verfügung stehen die ganzen Pflanzen, z. B. in Form von Tees, oder Extrakte in Form von Tinkturen und Fertigarzneimitteln. Im folgenden Kapitel empfehlen wir Spülungen oder Lösungen, in denen Extrakte der ganzen Pflanze enthalten sind.
Mit den unterschiedlichen Präparaten lassen sich Viren und Bakterien wirkungsvoll bekämpfen, Schmerzen können gelindert und Schwellungen zum Abklingen gebracht werden.

Heilsame Inhaltsstoffe

In der Pflanzenheilkunde nutzt man zur Linderung von Beschwerden im Mundraum ätherische Öle, Gerbstoffe, Bitterstoffe und sekundäre Pflanzenstoffe, wie z. B. Flavonoide.
Ätherische Öle wirken, wie schon beschrieben, desinfizierend und entzündungshemmend, darüber hinaus krampflösend, auswurffördernd und harntreibend. Ätherische Öle kommen im

Pflanzenreich sehr häufig vor. Sie sind in der Pflanze in besonderen Ölzellen, Ölgängen oder Öldrüsenhaaren abgelagert. Ätherische Öle sind fettlöslich, können die Haut und die Schleimhaut durchdringen und somit eine Wirkung auf den gesamten Organismus entfalten.

Gerbstoffe sind für Haut und Schleimhäute reizhemmend. Gerbstoffe haben eine zusammenziehende (adstringierende) Wirkung auf die Schleimhaut und die Haut, da sie mit einem bestimmten Eiweiß in der Haut, dem Kollagen, reagieren. Dieses Eiweiß nimmt die Gerbstoffe auf, es entstehen chemische Bindungen, welche die Oberflächenstruktur verändern. Die Eiweiße werden zu widerstandsfähigen, unlöslichen Substanzen. An der Schleimhautoberfläche bildet sich eine zusammenhängende Schutzmembran, wodurch Reizbarkeit und Schmerzen gemildert und kleinere Blutungen gestillt werden. Den in verletzter Haut und Schleimhaut angesiedelten Bakterien wird der Nährboden entzogen.

Bitterstoffe regen die Speichelsekretion und die Verdauung an. Bereits beim ersten Kontakt mit Bitterstoffen werden Verdauungssäfte – Magensaft und Gallenflüssigkeit – produziert. Der

Stoffwechsel kann die Nährstoffe optimal verwerten. Da auch die Leber besser arbeitet, kann der Körper schneller entgiften und schädliche Substanzen abbauen.

Flavonoide haben ein großes Wirkspektrum, sie helfen u. a. gegen Wassereinlagerungen, wirken durchblutungsfördernd und krampflösend.

Naturheilkundliche Präparate

In pflanzlichen Arzneimitteln sind stets mehrere Inhaltsstoffe enthalten, die sich gegenseitig unterstützen. In jeder Heilpflanze sind Wirkstoffe und indifferente Stoffe nebeneinander vorhanden. Fast immer liegen in einer Pflanze mehrere arzneilich wirksame Inhaltsstoffe vor, von denen zumeist einer – der Hauptwirkstoff – den arzneilichen Einsatz bestimmt. Die indifferenten Stoffe, auch Ballast- oder Begleitstoffe genannt, haben zwar keine unmittelbare arzneiliche Wirkung, steuern aber oftmals die Wirksamkeit des pflanzlichen Heilmittels, indem sie die Aufnahme der Wirkstoffe beschleunigen oder auch verlangsamen. Das ist eine Besonderheit der pflanzlichen Arzneimittel. Das Zusammenspiel aller Inhaltsstoffe einschließlich der Ballaststoffe

verleiht der Heilpflanze ihre spezifische Wirkung.
Für Erkrankungen im Mundraum haben die ätherischen Öle und Gerbstoffe eine besondere Bedeutung.

Achtung! Bitte lesen Sie bei allen Medikamenten und Produkten die Informationen auf dem Beipackzettel gründlich durch und achten Sie insbesondere auf Gegenanzeigen und Nebenwirkungen. Die genaue Anwendung und Dosierung sollten mit der behandelnden Zahnärztin/ dem Zahnarzt abgesprochen werden.
Keine Anwendung bei Kindern! Anwendung bei Schwangeren nur nach Absprache mit dem Arzt! Zahlreiche Heilpflanzen können Allergien erzeugen. Bei bekannten Allergien sollte man hier vorsichtig sein, ansonsten die Präparate vor Anwendung (48 Stunden) in der Ellenbogenbeuge testen.

Heilpflanzenporträts

Bei Zahnfleischentzündungen sind einige Pflanzen bewährt, die in Mischungen oder einzeln verwendet werden: **Salbei**, **Blutwurz, Ratanhia, Myrrhe** und **Kamille**. Wir haben sie weiter oben schon als Inhaltsstoffe von Zahncremes erwähnt. Hier wollen wir näher auf diese Pflanzen eingehen, sie in kurzen Porträts vorstellen und im Anschluss empfehlenswerte Präparate nennen, die Sie auch in der Selbsthilfe ausprobieren können.

Salbei

Der Salbei ist mit Rosmarin, Lavendel, Pfefferminze, Thymian, Melisse, Basilikum und Majoran verwandt. Sie alle gehören zur Familie der Lippenblütler, die als strauchige Pflanzen wachsen. Ihre Stängel sind vierkantig, die Blütenform erinnert an einen Mund mit Ober- und Unterlippe. Charakteristisch ist ihre Geruchsintensität, so dass diese Pflanzen gerne als Gewürze verwendet werden.
Der starke Geruch resultiert aus einem hohen Gehalt an ätherischen Ölen, d. h. leicht flüchtigen, stark duftenden Substanzen. Die ätherischen Öle dienen im Pflanzenreich zur Abwehr von Insekten oder anderen Parasiten und haben damit eine Wirkung, die auch vom Menschen in der Heilkunde genutzt wird: zur Bekämpfung von Krankheitserregern oder zur Minderung von Entzündungen.
Der Salbei enthält neben dem ätherischen Öl vor allem Gerb- und Bitterstoffe. Die Bitterstoffe spielen eine Rolle für die innere Einnahme, die

Gerbstoffe sind für die äußere Anwendung von großer Bedeutung. Sie wirken zusammenziehend auf die Schleimhautoberfläche und führen damit zu einer gewissen „Abdichtung“, wie dies von gegerbtem Leder bekannt ist.

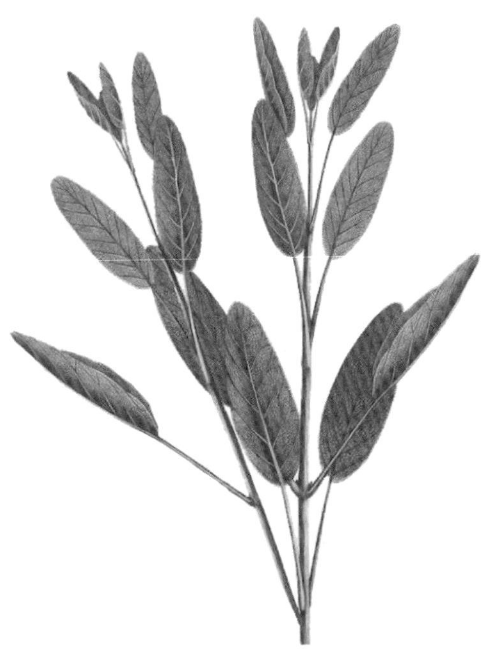

Der lateinische Name des Salbeis, *Salvia officinalis,* stammt vom lateinischen *salvere* = heilen, er ist also eine echte Heilpflanze. Salbei ist für den Mundraum sogar ein wahres Allheilmittel. Als offizielle Anwendungsgebiete für Salbeiblätter gelten Entzündungen der Mund- und Rachenschleimhaut (äußere Anwendung), Verdauungsbeschwerden und vermehrte Schweißbildung (innere Anwendung). Die Inhaltsstoffe sind antibakteriell, das Wachstum von Pilzen und Viren hemmend, zusammenziehend, sekretionsfördernd, entzündungsmindernd und schweißhemmend.

Anwendung

Für die Anwendung im Mundraum wird mit Salbeitee gegurgelt. Alternativ gibt es alkoholische Lösungen (Salbeitinktur) oder Fertigarzneimittel, die noch weitere Pflanzenwirkstoffe enthalten. Die Salbeitinktur wird unverdünnt für Pinselungen (mehrmals täglich) oder verdünnt zum Gurgeln verwendet. Sie ist in verschiedenen Präparaten enthalten. Beachten Sie zur Dosierung bitte die Packungsbeilage.

Vorsicht! Das ätherische Öl darf nicht unverdünnt eingenommen werden. Vorsicht auch mit der Einnahme von alkoholischen Extrakten. Keine innerliche Anwendung in der Schwangerschaft!

Blutwurz

Die Blutwurz oder Tormentill (*Potentilla erecta*) ist eine Gerbstoffdroge. Der Tee aus Tormentill-Wurzeln eignet sich gut zur Bekämpfung von Zahnfleischentzündungen bzw. Entzündungen im Mund- und Rachenraum (auch bei Mandelentzündungen). Ihre wirksamen Bestandteile stecken im Wurzelstock, der 15–20 Prozent Gerbstoffe enthält.

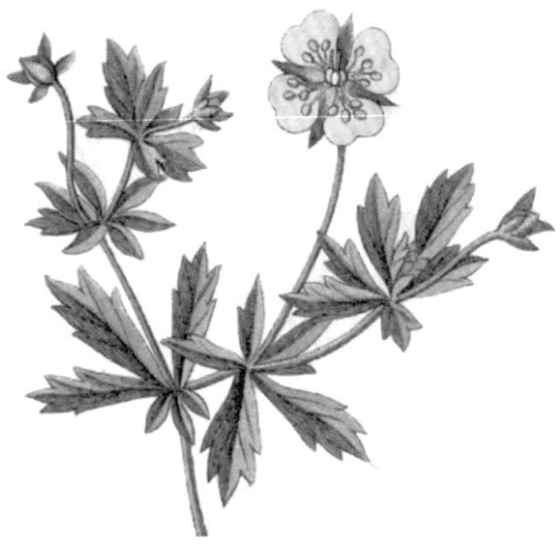

Der Absud und andere Präparate von Gerbstoffdrogen werden äußerlich bei Entzündungen der Mundhöhle, bei Bronchitis, örtlichen Blutungen, auf Hautentzündungen, Hämorrhoiden und bei überstarker Schweißbildung verwendet.

Anwendung
Blutwurztinktur wird unverdünnt für Pinselungen (mehrmals täglich) oder verdünnt zum Gurgeln verwendet. Sie ist in verschiedenen Präparaten enthalten. Beachten Sie zur Dosierung bitte die Packungsbeilage.

Ratanhia

Die Stoffgruppe der Gerbstoffe spielt auch bei der Ratanhia-Wurzel eine wichtige Rolle.
Die Ratanhia (*Krameria triandra*) ist auf den trockenen Hängen der Anden Boliviens und Perus heimisch. Sie ist die exotische Variante unserer heimischen Blutwurz.
Medizinisch eingesetzt wird die Wurzel (*Rathaniae radix*), die 10 % Gerbstoffe enthält. Die Ratanhiawurzel wird typischerweise zur örtlichen Behandlung leichter Entzündungen der Mund- und Rachenschleimhaut eingesetzt. Sehr selten kommt es zu allergischen Reaktionen.

Anwendung
Ratanhiatinktur wird unverdünnt für Pinselungen (mehrmals täglich) oder verdünnt zum Gurgeln verwendet. Sie ist in verschiedenen Präparaten enthalten. Beachten Sie zur Dosierung bitte die Packungsbeilage.

Myrrhe

Die Myrrhe, eines der Geschenke der heiligen drei Könige für Jesus, ist ein Gummiharz, das aus der Rinde des Myrrhenstrauches gewonnen wird. Die Myrrhensträucher (*Commiphora myrrha*) sind in Somalia und im südlichen Arabien heimisch. Die Körner des an der Luft getrockneten Gummiharzes riechen herb-aromatisch, die arabische Bezeichnung *murr* bedeutet „bitter" und bezieht sich auf den Geschmack.
Myrrhe wirkt innerlich eingenommen schmerzlindernd und entzündungshemmend. Man kennt sie hierzulande vorrangig als Bestandteil des „Schwedenbitters" oder als Tinktur zur örtlichen Behandlung leichter Entzündungen der Mund- und Rachenschleimhaut. Wesentliche Inhaltsstoffe sind das ätherische Öl, Eiweiße und Kohlenhydrate. Lokal wirkt Myrrhe zusammenziehend (adstringierend), desinfizierend und wundheilungsfördernd.

Anwendung
Myrrhetinktur wird unverdünnt für Pinselungen (mehrmals täglich) oder verdünnt zum Gurgeln verwendet. Beachten Sie zur Dosierung bitte die Packungsbeilage.

Myrrhe ist auch als Zahnpulver erhältlich und in verschiedenen Präparaten enthalten.
Vorsicht! Die unverdünnte Tinktur brennt auf der Haut und kann zu einem leichten, vorübergehenden Taubheitsgefühl führen. Nur den betroffenen Bereich betupfen!

Kamille

Die Kamille (*Matricaria recutita*) ist hierzulande eine der bekanntesten Heilpflanzen. Ihre Wirkung beruht vorwiegend auf ihrem ätherischen Öl im Zusammenspiel mit Flavonoiden, Cumarinen und anderen heilsamen Inhaltsstoffen. Die Kamille ist entzündungshemmend und wirkt gut bei Entzündungen der Schleimhaut im Mund- und Rachenraum und bei Zahnfleischentzündungen. Dafür wird mit Kamillentee gespült und gegurgelt. Alternativ gibt es Lösungen und Sprays zur äußerlichen Anwendung.
Verwendet werden die Blütenköpfchen der echten Kamille, die besonders reich an ätherischen Ölen und Flavonoiden sind.
Die Kamille enthält eine gelungene Mischung aus Wirkstoffen, die für den Hausgebrauch ein breites Spektrum an Anwendungsgebieten abdecken. Das ätherische Öl wirkt entzündungswidrig und krampflösend. Die gelben Farbstoffe

(Flavonoide) haben eine günstige Wirkung auf die feinen Blutgefäße. Sie steigern die Durchlässigkeit der Gefäßwände und verbessern damit die Durchblutung, was der Wundheilung zugutekommt. Die Kamille ist eine „Allround"-Pflanze.

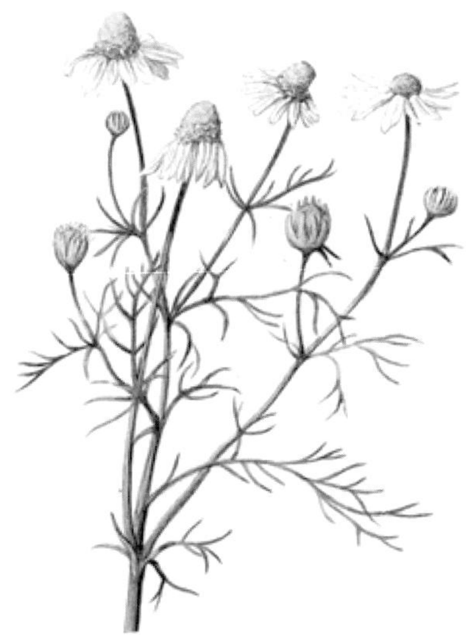

Anwendung

Kamillentee: 1–2 TL Kamillenblüten mit 250 ml kochendem Wasser überbrühen und 10 Minuten ziehen lassen, abseihen. Den Tee warm zur Spülung und zum Gurgeln verwenden.

Präparateemfehlungen

Zur täglichen Pflege und zum Einsatz bei Bedarf im Krankheitsfall bieten sich folgende Lösungen und Extrakte an (Anwendung nach Packungsbeilage):

- Aperisan Salbei-Gel (Salbeiblätter-Fluidextrakt)
- Salviathymol N (Salbeiöl, Eukalyptusöl, Pfefferminzöl, Zimtöl, Nelkenöl, Fenchelöl, Anisöl, Menthol, Thymol)
- Repha-Os Mundspray (Myrrhe, Blutwurz, Ratanhiawurzel, ätherische Öle aus Minze, Eukalyptus, Nelke, Anis)
- Weleda Ratanhia-Mundwasser (Ratanhia, Myrre)
- Kamillosan Mundspray (Kamilleblüten, Pfefferminzöl, Anisöl)

Fragen Sie nach Tinkturen in der Apotheke.

Homöopathie

Die Homöopathie ist eine probate Begleittherapie bei vielen Erkrankungen, so auch bei Zahnfleischentzündung und Parodontitis. Da die Homöopathie mehr als viele andere Therapien auf die individuelle Symptomatik eingeht und in der Regel keine unerwünschten Arzneiwirkungen (Nebenwirkungen) auftreten, ist sie für die Selbsthilfe gut geeignet.

Die individuelle Konstitution

Bei jeder Erkrankung spielen vererbte und erworbene Eigenschaften des Menschen eine Rolle. Es ist oft die Konstitution, die entscheidet, ob wir eher gesunde Zähne haben oder schon in jungen Jahren viele Füllungen. In der Homöopathie gibt es mit den Arzneimittelbildern eine Systematik regelrechter Konstitutionsmittel – Arzneien, die die Persönlichkeit, den Körperbau, die Reaktionsmuster, Vorlieben und Abneigungen des Einzelnen berücksichtigen. Die Gabe des entsprechenden Konstitutionsmittels kann dann den ganzen Menschen stabilisieren.

Die Mittelwahl

Bei akuten wie chronischen Beschwerden werden homöopathische Arzneien anders als in der konventionellen Medizin nach dem Prinzip der Ähnlichkeit verordnet. Man gibt kein Mittel gegen eine Beschwerde, sondern ein hochverdünntes Mittel, das – in gesundem Zustand eingenommen – Symptome verursacht, die der kranke Mensch zeigt. Dieses Prinzip nannte Hahnemann *Similia similibus curentur,* Ähnliches soll mit Ähnlichem behandelt und geheilt werden. Ein einfaches Beispiel für diese Wahl des homöopathischen Mittels ist der Kaffee: Wer spät abends noch eine Tasse Kaffee trinkt, kann aller Wahrscheinlichkeit nach nicht schlafen – der Körper ist müde, aber der Geist ist hellwach. Bei genau dieser Indikation „Schlaflosigkeit mit Gedankenfülle" wird Coffea als homöopathisches Arzneimittel verabreicht.

In diesem Sinne spielt es bei der Mittelwahl auch eine Rolle, unter welchen Umständen und zu welcher Tageszeit Beschwerden auftreten oder sich verschlechtern. In den Verzeichnissen, die Arzneimittel nach Symptomen auflisten (Repertorien), gibt es zahlreiche Einträge zu Beschwerden im Mundraum, z. B. „Zahnweh schlechter

durch kalte Luft“ oder „Gefühl von einem Haar auf der Zunge“.
Normalerweise wird ein homöopathisches Einzelmittel gewählt, das in seinem Arzneimittelbild den Beschwerden des Patienten am ähnlichsten ist. Diese Ähnlichkeitsbeziehung kann sehr „breit“, also umfangreich, oder eher „schmal“ sein.

Die Darreichung

Homöopathische Arzneimittel werden als Streukügelchen, Tabletten oder Tropfen angeboten, selten auch als Verreibungen oder Injektionslösung. Für die Selbstbehandlung eignen sich Tropfen, Tabletten und Streukügelchen (Globuli). Die Arzneimittel werden in Einzelgaben („homöopathische Gabe“) verabreicht, je nach Darreichungsform in folgenden Mengen:
Die homöopathische Einzeldosis von 5 Globuli, einer Tablette oder 5 Tropfen wird in der Regel 3 x täglich eingenommen. Bei akuten Zuständen kann die Einnahme auch häufiger erfolgen.
Für die Selbstbehandlung sind tiefere Potenzen von D6 oder D12 geeignet.

Hinweise zur Einnahme: Da die Wirkstoffe der homöopathischen Arzneien über die Mundschleimhaut aufgenommen werden, sollte man sie möglichst lange im Mund behalten und nicht gleich herunterschlucken. Alkoholhaltige Tropfen können mit etwas Wasser vermischt eingenommen werden. Nehmen Sie eine viertel Stunde vor und nach der Arzneimitteleinnahme nichts in den Mund.

Bestimmte Stoffe können die Wirkung der homöopathischen Arzneien beeinträchtigen. Dies sind z. B. koffeinhaltige Getränke wie Kaffee oder Cola, ätherische Öle in Kampfer oder Menthol (z. B. in Erkältungsbädern, Hustenbalsam, Kaugummis, Zahnpasten).

Achtung! Vor der Einnahme eines homöopathischen Mittels bitte einen zeitlichen Abstand von mindestens 1 Stunde zum Einsatz von Tinkturen, Gels oder Zahnpasta beachten.

Im Folgenden stellen wir ein paar ausgewählte homöopathische Einzelmittel vor, die bei Entzündungen im Mundraum begleitend angewendet werden. Suchen Sie sich das Mittel aus, dessen Beschreibung am besten zu Ihnen und Ihren Beschwerden passt.

Homöopathische Einzelmittel

Hydrastis

Hydrastis canadensis ist die kanadische Gelbwurz. Das homöopathische Mittel wird bei Entzündungen aller Schleimhäute eingesetzt.
Hydrastis-Patienten sind deprimiert und kraftlos, denken viel an den Tod und ans Sterben. Sie neigen zu einem dumpfen Stirnkopfschmerz. Schleimig-eitrige Absonderungen, ein wundes Gefühl, Verstopfung und andere Verdauungsstörungen sind ebenfalls wegweisend.
Im Mundraum wirkt Hydrastis bei folgenden Symptomen:
- Mundschleimhautentzündung
- Belegte, geschwollene Zunge mit Rissen zu den Kanten hin
- Bitterer Geschmack im Mund

Die Beschwerden verschlimmern sich durch Kälte.

Kreosotum

Das homöopathische Mittel Kreosotum wird aus einem Destillat von Buchenholzteer hergestellt.

Es wird eingesetzt bei tiefgreifenden Entzündungen der Schleimhäute mit scharfem, wundmachendem, blutigem Sekret. Patienten leiden unter wiederholten Aphthen, die sehr leicht bluten und von reichlich Speichelfluss begleitet sind.

Wegweisend sind auch folgende Symptome:

- Übelriechender Mundgeruch
- Schwammiges, blaues Zahnfleisch, Zahnfleischschwund
- Zahnschmerzen erstrecken sich zum Kopf, Patient hält sich den Kopf mit den Händen.
- Innere, brennende Schmerzen, Trigeminusneuralgie

Die Symptome werden schlimmer durch Kälte; besser durch Bewegung, Wärme, Liegen auf der schmerzhaften Seite.

Mercurius solubilis

Mercurius solubilis, das flüssige Quecksilber, wird bei eitriger Parodontose und Parodontitis eingesetzt. Das Zahnfleisch blutet leicht beim Essen, beim Zähneputzen oder sogar schon beim Öffnen des Mundes. Patienten haben stechende

Schmerzen wie von feinen Nadeln. Die Mundwinkel sind rissig.
Wegweisend sind auch folgende Symptome:

- Metallischer oder süßlicher Geschmack im Mund; Brot schmeckt süßlich.
- Übelriechender Mundgeruch und Speichel
- Vermehrter Speichelfluss mit starkem Durst
- Bläschen und Entzündungen im Mundraum
- Schmutzig-gelb belegte Zunge mit gräulichem oder rotem Rand

Die Beschwerden werden schlimmer durch Kälte und Wärme, extrem heißes und extrem kaltes Essen und Trinken, Bettwärme, nachts; besser durch mäßige Temperaturen.

Natrium chloratum (muriaticum)

Natrium muriaticum, das Kochsalz, ist ein bewährtes Mittel bei Haut- und Schleimhautschäden. Patienten leiden unter extremer Trockenheit von Lippen, Mund, Hals mit unstillbarem Durst, sie lecken sich immer mit der Zunge die Lippen. Kennzeichnend sind Aphthen und Mundsoor, auch Herpesbläschen bei Fieber, Kummer, Beleidigung und Erkältung.
Wegweisend sind auch folgende Symptome:

- Beißt sich beim Essen häufig auf die eigene Wange und Zunge.
- Haargefühl auf der Zungenspitze
- Zahnschmerzen aus psychischen Ursachen wie Ärger, Beleidigung oder psychischen Verletzungen
- Zahnschmerzen strahlen bis zu den Ohren und zum Hals aus.

Die Beschwerden werden schlimmer in der Sonne, bei Hitze, am Meer, durch geistige und körperliche Anstrengung; besser im Freien.

Silicea

Silicea, die Kieselerde, wird bei Zahnfleischproblemen, -abszessen, Zahnwurzelentzündungen und Fistelungen eingesetzt. Patienten haben Zahnschmelzdefekte, sind empfindlich auf Kälte und Wärme, haben blutende, schmerzlose Aphthen auf der Zunge. Die Zunge ist weiß oder braun belegt.
Wegweisend sind auch folgende Symptome:

- Bitterer Geschmack im Mund
- Übler Mundgeruch bei Sinusitis
- Beißt sich beim Essen oft in die Zunge.
- Gefühl von einem Haar auf der Zunge

Die Beschwerden verschlimmern sich durch Kälte und kaltes Wetter; verbessern sich durch Wärme und warme Anwendungen.

Staphisagria

Staphisagria, das Stephanskraut, ist ein gutes Mittel nach der Zahnbehandlung, bei der das Zahnfleisch geschnitten werden musste. Es wird eingesetzt bei der beginnenden Parodontose, das Zahnfleisch ist schwammig, blutet durch kleinsten Druck, Patienten leiden unter Fistelbildung im Zahnfleisch mit dickem, weiß-gelblichem Eiter.

Wegweisend sind auch folgende Symptome:

- Leichtes Ausrenken des Kiefers
- Schlechter Mundgeruch, modriger Geschmack im Mund
- Zunge meist weiß belegt
- Starker Speichelfluss

Die Beschwerden werden schlechter durch Kälte, nachts, bei Ärger und Kummer.

Präparateempfehlung

Wer sich eine individuelle Mittelwahl nicht zutraut oder bei wem die beschriebenen Symptome nicht gut passen, dem sei der Mundbalsam der Firma WALA empfohlen, der ebenfalls potenzierte Heilpflanzen und Substanzen enthält.

Der Mundbalsam enthält entzündungshemmende und regenerationsfördernde Mittel in homöopathischer Potenzierung: Antimonit, Argentum nitricum, Atropa belladonna, Echinacea pallida und Quarz. Er wird empfohlen bei akuten und wiederkehrenden Entzündungen im Mundraum, bei Zahnfleischbluten und Druckstellen durch Zahnprothesen.

Das Gel mehrmals täglich (besonders vor der Nachtruhe) – nach gründlicher Reinigung der Zähne – auf die Schleimhaut und Zahnhälse auftragen. Nicht nachspülen und nach dem Auftragen kurze Zeit durch den Mund atmen. Bei Druckbeschwerden durch die Zahnprothese diese vor dem Einsetzen mit dem Gel bestreichen.

Hausmittel: Salzspülung und Ölkauen

Hausmittel sind einfache und in der Regel kostengünstige Begleitmaßnahmen für die Mundgesundheit. Wir stellen hier das Spülen mit Salzlösung und das Ölkauen vor. Salz führt zu einer Anregung der Durchblutung und des Zellstoffwechsels. Dies begünstigt den Abtransport von Abfallstoffen und eine Versorgung des betroffenen Bereiches mit Sauerstoff und Nährstoffen. Das Ölkauen dient der Reinigung und gleichzeitig der Pflege der Mundhöhle.

Salzspülung

Die Anwendung von Salz ist naheliegend, handelt es sich doch um ein einfaches, leicht erhältliches und preiswertes Mittel.

Reines Salz, das Natriumchlorid, hat einen Einfluss auf den Wasserhaushalt des Gewebes. Menschliche Zellen haben die Neigung, Konzentrationsgefälle auszugleichen: Wenn im Mundraum Salz verwendet wird, so ist dort die Salzkonzentration höher als in der Zelle der

Mundschleimhaut und des Zahnfleisches. Entsprechend kommt es zu einem Flüssigkeitsdurchtritt von Zellflüssigkeit nach außen, nachfolgend zu einer erneuten Produktion von Zellflüssigkeit oder Speichel innerhalb des Gewebes. Dieser Ausgleich der Salzkonzentration führt zu einer allgemeinen Reinigung, ähnlich wie beim Spülen der Nase mit Salzwasser.
Zur Herstellung einer Salzlösung wird etwa 1 TL Kochsalz in einem Glas Wasser aufgelöst. Sie können dann die Zahnbürste in diese Lösung tauchen und die Zähne damit putzen oder mit der Lösung den Mundraum spülen.

Wir raten dazu, derartige Salzanwendungen stets als Kur einzusetzen, nicht aber auf Dauer. Sie können normales Kochsalz nehmen oder Emser Salz, das über 20 Mineralstoffe und Spurenelemente enthält und in der Apotheke in kleinen Portionsbeutelchen angeboten wird.

Ölkauen

Den Mund am frühen Morgen auf nüchternen Magen gründlich mit Öl zu reinigen, ist eine Maßnahme, die offenbar in verschiedenen Kulturen zur täglichen Hygiene gehört. Einen besonderen Raum nimmt sie in Indien ein, wo zu diesem Zweck Sesamöl verwendet wird. Das Kauen oder Spülen mit Sonnenblumenöl stammt aus der Ukraine.

Ölkauen

1 TL bis 1 EL Pflanzenöl (Sonnenblumenöl, Sesamöl, Olivenöl nach Vorliebe) wird für ca. 15 Minuten im Mund gesaugt, gespült, durch die Zähne gesogen.

Das Öl darf nicht hinuntergeschluckt werden. Es ist zuerst dickflüssig, dann aber wird es dünnflüssiger, wonach es ausgespuckt werden sollte. Die ausgespuckte Flüssigkeit sollte weißlich sein. Ist sie noch gelb, ist es ein Zeichen, dass das Spülen zu kurz war.

Nach dem Ausspucken die Mundhöhle mit Wasser spülen und die Zähne putzen.

Die Spülung wird am besten morgens vor dem Frühstück vorgenommen. Als Wirkmechanismus wird Folgendes vermutet: Die Mundhöhle stellt die wichtigste Pforte für Krankheitserreger aus der Umwelt dar. Das Öl nun vermag als Fett zunächst einmal die fettlöslichen Erreger und ihre Stoffwechselprodukte zu binden. Durch die Bewegung durch die Zähne werden diese wie auch das Zahnfleisch und Zahnfleischtaschen, mechanisch gespült. Daneben verwandelt sich das Öl allmählich in eine Emulsion, ein Wasser-Fett-Gemisch. Nun ist es in der Lage, auch wasserlösliche Erreger, deren Stoffwechselprodukte und andere Gifte zu binden und entgiftet somit auf zweifache Weise. Zudem werden vermutlich die Speicheldrüsen in ihrer Tätigkeit angeregt, was ebenfalls zu einer verstärkten Reinigung des Mundraumes beiträgt.

Empfehlungen für das Vorgehen im Krankheitsfall

Aus den bisher dargestellten Therapiemöglichkeiten ergeben sich folgende Empfehlungen für die Therapie von Zahnfleischentzündungen und Parodontitis.

Basismaßnahmen

- Gründliche Zahnhygiene
- Professionelle Zahnreinigung
- Tägliches Ölkauen
- Basenreiche Ernährung
- Sport und Bewegung
- Stressabbau

Zahnfleischentzündung

- Basismaßnahmen
- Ätherisch-Öl-Spülungen
- Probiotische Therapie
- Homöopathie als Begleitung
- Naturheilkundliche Präparate bei Bedarf

Parodontitis

- Evtl. antibiotische Therapie (hier ist es wichtig, die Antibiose nach gründlicher Analyse auf das Keimspektrum des individuellen Patienten abzustimmen, um möglichst wenige „gute“ Keimstämme abzutöten.)

- Individuelle probiotische Therapie (nach Laboranalyse)
- Individuelle Therapie mit Ätherisch-Öl-Mischungen (nach Laboranalyse)
- Homöopathie als Begleitung
- Naturheilkundliche Präparate bei Bedarf

Achtung: Eine Parodontitis muss vom Zahnarzt/ der Zahnärztin behandelt werden. Begleitend können Sie in jedem Fall homöopathische Arzneien und naturheilkundliche Präparate einsetzen.

Literatur und Quellen (Auswahl)

Arbeitskreis für Mikrobiologische Therapie (AMT): Zahngesundheit. 2006; Heft 1

AWMF: S3-Leitlinie (Langversion). Die Behandlung von Parodontitis Stadium I bis III

Berling N: Lebensmittelunverträglichkeiten. Essen: Natur und Medizin exklusiv 2019

Deshmukh MA, Dodamani AS, Karibasappa G, Khairnar MR, Naik RG, Jadhav HC. Comparative evaluation of the efficacy of probiotic, herbal and chlorhexidine mouthwash on gingival health: a randomized clinical trial. J Clin Diagn Res 2017; 11(3): ZC13-ZC16

Dombrowa S: Das orale Mikrobiom – Parodontitis gezielt diagnostizieren und behandeln. www.zwp-online.info/fachgebiete/parodontologie/therapie/das-orale-mikrobiom-parodontitis-gezielt-diagnostizieren-und-behandeln [Stand: 18.1.2023]

Hillert G: Ätherische Öle – Duftende Begleiter für Gesundheit und Wohlbefinden. Essen: KVC 2018

Kerckhoff A, Schimpf D: Die Heilkraft der Gewürze. Essen: KVC 2017

Martin HH: Säure-Basen-Haushalt: Besser basisch essen. UGB*forum* 2017; 2: 86–89

Müller HP: Checklisten der Zahnmedizin Parodontologie. Thieme eBook 2012

Paul A, Kerckhoff A: Bewusst atmen, besser leben. Essen: KVC 2020

Turnbaugh PJ, Ley RE, Mhamady M et al.: The Human Microbiome Project. Nature. 2007; 449: 804–810

Die Autorinnen

Dr. Christel Pfeifer ist Zahnärztin im Haus der Zahngesundheit Köln, einer Spezialpraxis für ganzheitliche Zahnmedizin, Kieferorthopädie, Kiefergelenkstherapie und Schlafmedizin. Zusätzlich ist sie spezialisiert auf Homöopathie, Magnetfeld- und Ozontherapie, Amalgamsanierung, Materialtestung, Lymphtherapie, Osteopathie und Darmsanierung. Weitere Informationen: www.haus-der-zahngesundheit-köln.de

Prof. Dr. Annette Kerckhoff, BSc Komplementärmedizin und European Master of Health Promotion ist auf die laienverständliche Vermittlung von Gesundheitswissen und Selbsthilfemaßnahmen spezialisiert. Sie hat zahlreiche Ratgeber und Patienteninformationen geschrieben und über die Pionierinnen der Naturheilkunde geforscht. An der DHGS (Deutsche Hochschule für Gesundheit und Sport) baut Annette Kerckhoff den Studiengang Medizinpädagogik auf.

Die Buchreihe *Was tun bei ...* im KVC Verlag

Alkoholabhängigkeit – Homöopathie und Komplementärmedizin

Bluthochdruck – Mind-Body-Medizin und Naturheilkunde

Colitis ulcerosa und Morbus Crohn – Naturheilkunde und Integrative Medizin

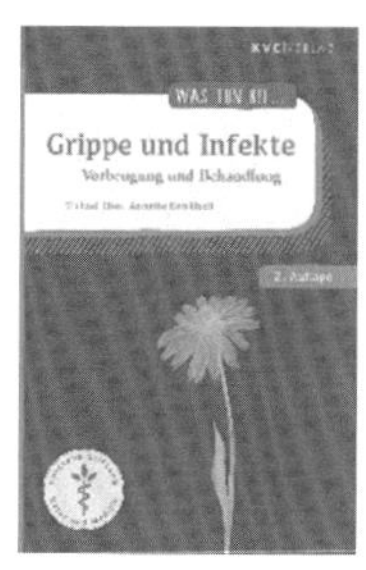

Demenz – Vorbeugung und Selbsthilfe

Depression – Homöopathie und Komplementärmedizin

Diagnose Krebs – Homöopathie und Schüßler Salze

Endometriose – Homöopathie und Naturheilkunde

Grauer Star und Altersweitsichtigkeit

Grippe und Infekte – Vorbeugung und Selbsthilfe

Heilfasten

Heuschnupfen – Homöopathie und Naturheilkunde

Husten – Naturheilkundliche Selbsthilfe

Kopfschmerzen von Kindern

Krebs und Nebenwirkungen der Therapie – Selbsthilfestrategien und wertvolle Tipps

Mittelohrentzündung – Homöopathie und Naturheilkunde

Nackenschmerzen – Naturheilkunde und Selbsthilfe

Nagelpilz – Selbsthilfe und Naturheilkunde

Nasennebenhöhlenentzündung – Naturheilkunde und Homöopathie

Osteoporose – Vorbeugung und Selbsthilfe

Parkinson – Selbsthilfe und Komplementärmedizin

Post-COVID – Selbsthilfe bei postviralen Beschwerden

Prüfungsangst – Selbsthilfe und Naturheilkunde

Raucherentwöhnung

Rheuma – Naturheilkundliche Therapie

Schlafstörungen – Selbsthilfe und Schlaftypen

Schlaganfall – Vorbeugung und Nachbehandlung

Schmerzen – Akupressur, Homöopathie und Naturheilkunde

Trauer und Verlust – Pflanzenheilkunde und Homöopathie

Trockene Augen – Naturheilkundliche Selbsthilfe

Wechseljahresbeschwerden

Wundheilung nach Operationen

Zahnfleischentzündung – Störungen im Mundraum naturheilkundlich behandeln

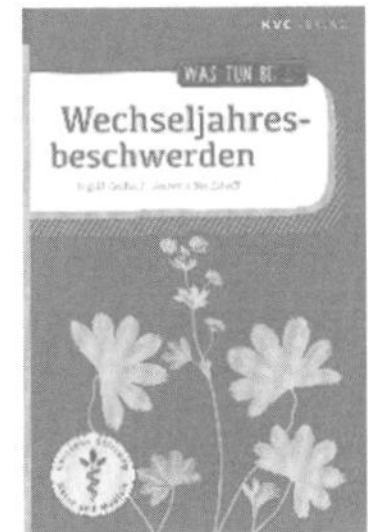

Natur und Medizin – Eine starke Gemeinschaft

Ob Pflanzenheilkunde, Homöopathie oder Blutegeltherapie – die Komplementärmedizin ist sehr vielseitig.

Natur und Medizin und seine Mitglieder unterstützen die Carstens-Stiftung in ihrem Auftrag, die Naturheilkunde und Homöopathie wissenschaftlich zu erforschen. Das Ziel ist eine integrative Medizin, in der moderne Erkenntnisse und traditionelles Wissen, Hochschulmedizin und Naturheilkunde keine Gegensätze, sondern gleichberechtige Akteure sind.

Der Auftrag von Natur und Medizin ist es, die Bevölkerung fundiert über Nutzen und Anwendung von Naturheilkunde und Homöopathie zu informieren, so dass immer mehr Menschen davon profitieren können. Ein exklusives Ratgeberangebot nur für Mitglieder und Bücher aus dem eigenen Verlag liefern ausführliche Informationen.

Helfen Sie mit, Naturheilkunde und Homöopathie zu fördern und zu erhalten!
Mit Ihren Mitgliedsbeiträgen, Buchkäufen und Spenden finanziert Natur und Medizin wichtige Forschungsprojekte, bezieht Stellung und berät Patienten unabhängig. Werden Sie Mitglied, spenden Sie für die Komplementärmedizin, empfehlen Sie uns weiter!

www.naturundmedizin.de | www.kvc-verlag.de | www.carstens-stiftung.de